BEI GRIN MACHT SICH IHR WISSEN BEZAHLT

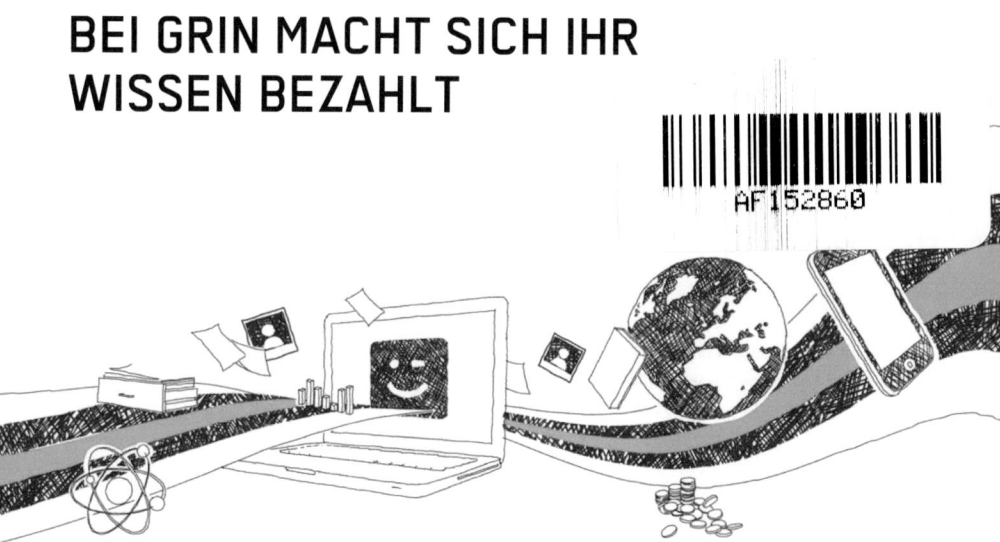

AF152860

- Wir veröffentlichen Ihre Hausarbeit, Bachelor- und Masterarbeit

- Ihr eigenes eBook und Buch - weltweit in allen wichtigen Shops

- Verdienen Sie an jedem Verkauf

Jetzt bei www.GRIN.com hochladen und kostenlos publizieren

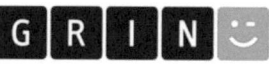

Kerstin Kase

Humor bei Pflegekräften - (k)ein salutogenetischer Ansatz?

Das Gesundheitskonzept von A. Antonovsky: Zur Bedeutung der Salutogenese für die Gesundheitswissenschaft

GRIN Verlag

Bibliografische Information der Deutschen Nationalbibliothek:

Die Deutsche Bibliothek verzeichnet diese Publikation in der Deutschen National-bibliografie; detaillierte bibliografische Daten sind im Internet über http://dnb.d-nb.de/ abrufbar.

Impressum:

Copyright © 2013 GRIN Verlag GmbH
Druck und Bindung: Books on Demand GmbH, Norderstedt Germany
ISBN: 978-3-656-65699-9

Dieses Buch bei GRIN:

http://www.grin.com/de/e-book/273500/humor-bei-pflegekraeften-k-ein-salutoge-netischer-ansatz

GRIN - Your knowledge has value

Der GRIN Verlag publiziert seit 1998 wissenschaftliche Arbeiten von Studenten, Hochschullehrern und anderen Akademikern als eBook und gedrucktes Buch. Die Verlagswebsite www.grin.com ist die ideale Plattform zur Veröffentlichung von Hausarbeiten, Abschlussarbeiten, wissenschaftlichen Aufsätzen, Dissertationen und Fachbüchern.

Besuchen Sie uns im Internet:

http://www.grin.com/

http://www.facebook.com/grincom

http://www.twitter.com/grin_com

Hamburger Fern-Hochschule

Studiengang Pflegemanagement

Studienzentrum Hamburg

Studienfach Gesundheitswissenschaft

PM-GEW

Hausarbeit zum Themenkomplex

Das Gesundheitskonzept von A. Antonovsky

Zur Bedeutung der Salutogenese für die Gesundheitswissenschaft

Humor bei Pflegekräften – (k)ein salutogenetischer Ansatz?

Herbstsemester 2013

Kerstin Kase

Inhaltsverzeichnis

1. Annäherung an das Thema

„Humor ist der Knopf, der verhindert, dass uns der Kragen platzt."
(Joachim Ringelnatz, 1883-1934)

In Deutschland waren im Jahr 2011 ca. 1.545.000 Personen in verschiedenen Pflegeberufen der voll- und teilstationären, sowie ambulanten Pflege beschäftigt (Quelle: Gesundheitsberichterstattung des Bundes, 2013).

Wachsende Anforderungen, zunehmender Zeitdruck, ständig steigende Qualitätsanforderungen, dazu der stete Personalmangel sind Bedingungen die jeden einzelnen von ihnen betreffen. Und diese Voraussetzungen sind es, die gerade in Pflegeberufen häufig zu Gesundheitsproblemen führen.

Antonovsky widmete sich in seinen Forschungen der Frage warum unter gleichen Voraussetzungen manche Menschen gesünder und widerstandsfähiger sind als andere. Seine Ergebnisse führten zum Salutogenetischen Modell.

Wenn man den vielen Sprichwörtern glaubt, die es zum Thema Humor und Lachen gibt, sollten Menschen die mit viel Humor durch diese Welt gehen, die häufiger Lachen auch gesünder sein.

Nachdem ich das salutogenetische Modell von Antonovsky vorgestellt habe möchte ich hier der Frage nachgehen, ob Humor im Pflegeberuf ein salutogenetischer Ansatz sein kann.

2. Entwicklung der Stressforschung

Als „Vater der Stressforschung" gilt der kanadische Mediziner Hans Seyle. Er entwickelte das Modell des „Allgemeinen Adaptionssyndroms" (Abb.1). Ausgehend vom Modell der Körpermaschine und der Annahme der Homöostase beschränkte er sich zunächst auf die physischen Faktoren. In diesem Zusammenhang prägte er die Begriffe von Eu-Stress, der eher motivierend und anregend wirkt, und Dis-Stress, der Angst, Verunsicherung und Blockaden hervorruft (vgl. Franke, 2012, S.109).

Ein anderer wichtiger Vertreter der Stressforschung ist Richard S. Lazarus. Er entwickelte das transaktionale Stressmodel, welches als einflussreichste Stressbewältigungstheorie gilt. Dabei geht Lazarus, im Gegensatz zu Seyle, von Stress als einer Interaktion aus, in dem individuelle Bewertungsprozesse im Mittelpunkt stehen. Es werden die primäre und sekundäre Bewertung unterschieden. Bei der primären Bewertung wird unterschieden ob der Reiz irrelevant ist, als positiv bewertet wird oder ob er als stresshaft eingeschätzt wird (vgl. FRANKE, 2012, 119). Die sekundäre Bewertung schätzt ein ob ein als stresshaft eingeschätzter Reiz mit eigenen Mitteln oder mit Unterstützung anderer zu bewältigen ist. Diese Prozesse können sich zeitlich überlappen. Sind die Bewältigungsmöglichkeiten abgeklärt, kommt es zur Bewältigungsphase, dem Coping. Coping ist definiert als „[...] die sich dauernd verändernden kognitiven und verhaltensmäßigen Anstrengungen, spezifische externale und/oder internale Anforderungen zu bewältigen (manage), die von der Person so eingeschätzt werden, dass sie Ressourcen beanspruchen oder übersteigen." (Übersetzung von FRANKE in „Modelle von Gesundheit und Krankheit, 2012, S.120).

3. Salutogenese und Pathogenese

Die WHO hat zum Thema Gesundheit folgende Definition: „Gesundheit ist der Zustand des vollständigen körperlichen, geistigen und sozialen Wohlbefindens und nicht nur das Freisein von Krankheit und Gebrechen." (Franke, 2003, S. 190) Demnach sind Gesundheit und Krankheit zwei verschiedene Pole die sich gegenseitig ausschließen. Krankheit wird als Ausfall eines Systems definiert, was in Hinblick auf chronische Krankheiten, die häufig in Schüben verlaufen, nicht sehr zeitgemäß ist.

Antonovsky setzt dem sein salutogenetisches Konzept gegenüber, in dem er davon ausgeht das ein Mensch niemals nur gesund oder nur krank ist. Vielmehr setzt er voraus das die Menschen sich auf einem multidimensionalen Gesundheits-Krankheits-Kontinuum bewegen und mal mehr zu der einen und mal mehr zu der anderen Seite tendieren. So kann ein Mensch wohl medizinisch krank sein, indem er z.B. eine chronische Nierenerkrankung hat, kann sich aber gleichzeitig auf dem Kontinuum in die gesunde Richtung bewegen weil er bis auf eine regelmäßige Medikamenteneinnahme kaum Einschränkungen in seinem Wohlbefinden hat (z.B. Menschen mit Diabetes).

4. Das Konzept der Salutogenese

Im Gegensatz zum pathogenetischen Paradigma geht Antonovsky mit einer völlig anderen Denkweise vor. Im salutogenetischen Konzept ist die Frage nicht warum jemand krank ist, sondern welche Faktoren direkt zur Gesundung beitragen. Dabei geht er weit über die Reduktion von Risikofaktoren und den Effekt von Puffern hinaus. Antonovsky warnt allerdings ausdrücklich davor Salutogenese nur als „die andere Seite der Medaille" bezüglich der Pathogenese zu sehen. Grundlegende Annahme hierfür ist der Ansatz, dass ein Mensch nicht völlig krank oder völlig gesund ist, sondern sich vielmehr ständig zwischen den Polen „gesund" und „krank" auf einem multidimensionalen Gesundheits-Krankheits-Kontinuum bewegt. Dabei stehen bei Antonovsky vor allem Copingressourcen im Focus sowie Stressoren und ihre Konsequenzen, die nach dem Modell der Salutogenese nicht zwangsläufig negativ bzw. pathogen sein müssen sondern sich auch positiv auswirken können. Salutogenese ermöglicht demnach „[...] die Untersuchung der Konsequenzen aus den an den Organismus gestellten Anforderungen, auf die er keine direkt verfügbaren oder automatischen adaptiven Ressourcen hat [...]. (Übersetzung von FRANKE in „Salutogenese – Zur Entmystifizierung der Gesundheit, 1997, S.26).

4.1 Kohärenzgefühl

Antonovsky sieht das Kohärenzgefühl (Sence of Coherence; SOC) als Hauptdeterminante auf dem Gesundheits-Krankheits-Kontinuum. Das Kohärenzgefühl beinhaltet aus seiner Sicht folgende drei Komponenten: Verstehbarkeit, Handhabbarkeit und Bedeutsamkeit.

Verstehbarkeit bezieht sich darauf inwiefern eine Person interne oder externe Stimuli als sinnhaft empfindet, diese somit als geordnete, konsistente, strukturierte, klare Informationen erachtet. Bei einem hohen Maß an Verstehbarkeit können diese Stimuli vorhersehbar sein oder, wenn sie unerwartet auftreten, gut eingeordnet und erklärt werden. Die sagt jedoch nichts über die Erwünschtheit der Stimuli aus.

Handhabbarkeit bedeutet, Ereignisse als Erfahrungen zu verstehen und wahrzunehmen und als Herausforderungen zu betrachten. Antonovsky bezeichnet sie als das „Ausmaß, in dem man wahrnimmt, dass man geeignete Ressourcen zur Verfügung hat, um den Anforderungen zu begegnen, die von Stimuli, mit denen man konfrontiert wird, ausgehen." (Übersetzung von FRANKE in „Salutogenese – Zur Entmystifizierung der Gesundheit", 1997, S. 35). Die Ressourcen können dabei sowohl in der Person, wie auch im Umfeld, z.B. in der Familie, im Glauben oder in anderen Bereichen liegen. Personen mit einem hohen SOC haben ein großes Vertrauen, dass alles gut ist oder wird.

Die Komponente der *Bedeutsamkeit* ist in diesem Konzept das motivationale Element, das heißt eine Person mit einem hohen SOC ist in der Lage das Leben emotional als sinnvoll anzusehen und in den Stimuli eher willkommene Herausforderungen zu sehen.

Alle drei Komponenten sind eng miteinander verwoben und beeinflussen sich teilweise gegenseitig, können aber unterschiedlich stark ausgeprägt sein. So ist die Komponente Handhabbarkeit stark abhängig von der Verstehbarkeit, denn das Verstehen der Anforderungen ist Voraussetzung für das Gefühl, ausreichend Ressourcen zur Verfügung zu haben um diese Anforderungen bestehen zu können. Jedoch schließt ein hohes Maß an Verstehbarkeit nicht automatisch ein hohes Maß an Handhabbarkeit ein. Diese Kombination sieht Antonovsky als die mit dem höchsten Veränderungspotential an, wobei die Richtung der Veränderung wiederum stark von der Bedeutsamkeit abhängt. Eine hohe Motivation kann im Lauf der Zeit zu einer Verbesserung der Handhabbarkeit führen. Andersherum kann eine eher niedrige Motivation dazu führen, dass im Endeffekt auch die Verstehbarkeit sinkt, weil die Person sich nicht weiter mit den Anforderungen beschäftigen wird. So also beeinflusst die Bedeutsamkeit einer Anforderung sowohl die Handhabbarkeit wie auch die Verstehbarkeit und versteht sich als Motivation für beide Komponenten. Ein erfolgreiches Coping ist demnach abhängig vom Kohärenzgefühl insgesamt.

Das SOC hat jedoch auch Grenzen. Diese Grenzen werden von jeder Person subjektiv festgelegt und können weit gefasst oder sehr eng sein. Auch Personen mit eher eng gesetzten Grenzen können ein starkes SOC haben, sofern es in ihrem Leben Bereiche gibt, die für sie eine große Bedeutung haben, denn nur dadurch ist ein starkes SOC möglich. Antonovsky benennt aber auch vier Bereiche, die für ein starkes Kohärenzgefühl nicht außerhalb der Grenzen liegen dürfen: die eigenen Gefühle, die unmittelbaren interpersonellen Beziehungen, die wichtigste eigene Tätigkeit sowie existentielle Fragen (vgl. Antonovsky, 1997, S. 39). Nach seiner Ansicht spricht das Ausklammern dieser Bereiche aus der eigenen Bedeutsamkeit für ein niedriges SOC. Ebenso lässt sich selbst bei sehr eng gefassten Grenzen der Einfluss der Umwelt auf das eigene Leben nicht ausklammern, da z.B. politische Entscheidungen (z.B. Krieg) oder Naturkatastrophen wie Überflutungen sich auf die Gesundheit auswirken können, egal ob man diesen Dingen eine große Bedeutung beimisst oder nicht. Grenzen können sich im Laufe des Lebens verändern, können weiter oder enger gezogen werden, was jedoch im Konzept von

Antonovsky bisher keine Beachtung findet, wie der Autor selbst in seinem Werk bemerkt.

Antonovsky unterscheidet bei Personen mit sehr hohen Werten in starkes und rigides SOC. Das rigide (nicht authentische) SOC unterstellt er Personen, die auffällig hohe Werte in allen Items seiner Skala aufweisen, diese aber von der Realität eingeholt, häufig überfordert sind. Allerdings kann ein sehr starkes SOC auch von der festen Zugehörigkeit zu einer Gruppe, z.B. eine starke Integration in eine religiöse Gemeinschaft.

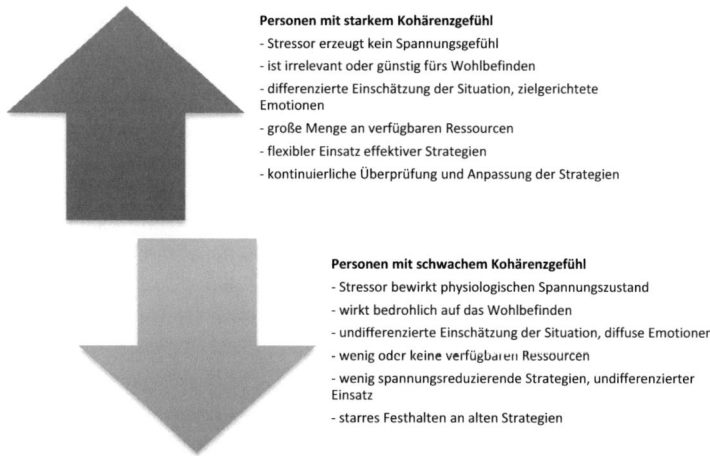

Personen mit starkem Kohärenzgefühl
- Stressor erzeugt kein Spannungsgefühl
- ist irrelevant oder günstig fürs Wohlbefinden
- differenzierte Einschätzung der Situation, zielgerichtete Emotionen
- große Menge an verfügbaren Ressourcen
- flexibler Einsatz effektiver Strategien
- kontinuierliche Überprüfung und Anpassung der Strategien

Personen mit schwachem Kohärenzgefühl
- Stressor bewirkt physiologischen Spannungszustand
- wirkt bedrohlich auf das Wohlbefinden
- undifferenzierte Einschätzung der Situation, diffuse Emotionen
- wenig oder keine verfügbaren Ressourcen
- wenig spannungsreduzierende Strategien, undifferenzierter Einsatz
- starres Festhalten an alten Strategien

Abbildung 1: Kohärenzgefühl (Quelle: eigene)

4.2. Die Entwicklung des Kohärenzgefühles

Die Grundlagen für alle drei Komponenten werden schon im Säuglingsalter und der Kindheit gelegt. Ab etwa dem 30. Lebensjahr, so glaubt Antonovsky, ist das Kohärenzgefühl recht stabil und wird nur durch gravierende Erfahrungen, die nach dieser Zeit gemacht werden, noch verändert. Als Voraussetzung für ein stabiles Kohärenzgefühl im Erwachsenenalter benennt Antonovsky drei Punkte.

Konsistenz, also die Erfahrung das Abläufe sich wiederholt unter ähnlichen Bedingungen ähnlich gestalten, ist wichtig zur Ausbildung der Verstehbarkeitskomponente.

Die Möglichkeit der *Einflussnahme* auf Gestaltung der Umwelt im weitesten Sinne (sozial, politisch usw.) ist ein wichtigstes Element zur Ausbildung der Bedeutsamkeitskomponente.

Das richtige Maß an Anforderung, also die *Belastungsbalance*, die dazu führt das sich weder Über- noch Unterforderung einstellen, ist notwendig für das Gefühl der Handhabbarkeit.

4.2 Stressoren und Widerstandsressourcen

Antonovsky definiert Stressoren als Herausforderungen, für die es keine unmittelbar verfügbaren oder automatisch adaptiven Reaktionen gibt und daher eine Spannungssituation erzeugt wird. Demzufolge wird ein Stressor als besonders negativ erlebt wenn Widerstandsressourcen nur in sehr geringem Maße oder gar nicht vorhanden sind. Dazu definiert er den Begriff der umwälzenden Stressoren, die eine Vielzahl unvorhersehbarer Erfahrungen mit sich bringen. Im Modell der Salutogenese sind es laut Antonovsky die generalisierten Widerstandsressourcen die Lebenserfahrung schaffen durch Konsistenz, einer Balance zwischen Über- und Unterforderung und aktive Teilnahme an der Gesellschaft und sorgen somit für ein starkes oder verstärktes SOC. Gleiches gilt für vorhandene Stressoren. Demnach wird die Platzierung einer Person auf dem Gesundheits-Krankheits-Kontinuum unter anderem von Reichtum, Ichstärke, kultureller Stabilität usw. beeinflusst. Je höher die Werte in den jeweiligen Bereichen desto größer ist die Aussicht auf ein starkes SOC. Antonovsky unterscheidet bei den Stressoren in chronische, akute tägliche und wichtige Lebensereignisse.

Bei den chronischen Stressoren setzt Antonovsky mit Frieds endemischem Stress gleich, der nach seiner Definition als „… Phänomen andauernden oder anwachsenden Mangels, anhaltenden Verlusts bzw. dauerhafter Depression und die kontinuierliche Erfahrung inadäquater Ressourcen oder Rollenangebote" (vgl. Antonovsky,1987, S. 44) beschreibt. Dieser Stressor kann sowohl positiver (Widerstandsressource) wie auch negativer (Stressor) Art sein und trägt somit zu einem starken oder schwachen SOC bei. Chronische Stressoren sind in jedem Fall generalisiert und langlebig und in der Lebenssituation der Person verankert.

Wichtige Lebensereignisse wie Tod eines Angehörigen, Familiengründung usw. fasst Antonovsky in der Kategorie Streß-Lebensereignisse zusammen. Bei diesen Lebensereignissen sind es vor allem die Konsequenzen, die sich als wichtig auf die Person auswirken. Das SOC der Person, die diese Ereignisse erlebt bestimmt darüber, ob die Auswirkungen positiv, negativ oder sogar neutral sind.

Die letzte Gruppe der Antonovsky sich zuwendet sind die vielen kleinen Ereignisse mit denen sich jeder Mensch in seinem täglichen Leben auseinandersetzen muss. Diese können nach Antonovsky jedoch vernachlässigt werden, da sie entweder aus einer fundamentalen Lebenssituation herrühren und damit zu den chronischen Stressoren zählten, oder nur selten auftreten und daher keinen Einfluss auf das SOC haben.

5. Humor

Der Begriff des Humors hat sich in den letzten Jahrhunderten einer starken Wandlung unterzogen. So stand das Wort „Humores" zunächst für die Säftelehre, die den Temperamenten eine unterschiedliche Mischung der Körpersäfte unterstellt. Seit dem 18. Jahrhundert wird mit Humor eine menschliche Grundhaltung in Verbindung gebracht, unabhängig von den Körpersäften. Im Duden wird das Wort Humor derzeit definiert als „Fähigkeit und Gabe eines Menschen, der Unzulänglichkeit der Welt und der Menschen, den Schwierigkeiten und Missgeschicken des Alltags mit heiterer Gelassenheit zu begegnen, sie nicht so tragisch zu nehmen und über sie und sich lachen zu können". Peter L. Berger bezeichnet den Sinn für Humor als die Fähigkeit, das Komische wahrzunehmen (vgl. Berger, 1998). Somit ist Humor vor allem eine Geisteshaltung. Aber Humor hat viele Facetten, positive wie auch negative. Siegel unterscheidet in ihrer Arbeit die soziale, kommunikative, psychologische und physiologische Funktion des Humors.

Auf der *sozialen Ebene* kann Humor die Entwicklung sozialer Kompetenzen bereits bei Kleinkindern fördern, Simons, McCluskey-Fawcett und Papini gehen noch einen Schritt weiter und sehen im Humor sogar eine Überlebensstrategie für Kinder. Auch Nähe und Distanz können mit Hilfe des Humors deutlich gemacht werden. So kann ein er helfen das Eis zwischen den Menschen zu brechen und Angst vor dem Unbekannten zu nehmen, andererseits aber auch ein Gefühl das Ausgelachtwerdens erzeugen und somit Distanz schaffen. Auch Macht kann mit Humor zum Ausdruck gebracht werden, besonders in sozialen Gruppen. In Bezug auf soziale Gesellschaften kann Humor dazu beitragen, Wert- und Machtordnungen zu sichern oder aufzubrechen, indem er karikativ eingesetzt wird.

Auf der *kommunikativen Ebene* kann Humor wie vorher schon erwähnt zur Erleichterung der Kommunikation beitragen, so können zum Beispiel ernste Themen humorvoll verpackt sein, oder er kann Mitmachen auffordern. Die aufmerksamen Zuhörer werden zum Beispiel durch eine humorvolle Intervention zum Mitlachen aufgefordert und animiert was zu einer erhöhten Aufmerksamkeit führt.

Die *psychologische Ebene* kann durch erhöhtes Wohlbefinden gekennzeichnet sein. Siegel bezeichnet das als „Sekunden dauernden Wellnessurlaub" (Siegel, 2005, S. 29). Humor kann eine mögliche Hilfestellung für einen Perspektivwechsel sein. Ebenso ist es möglich durch Humor schwierige Situationen besser zu meistern. Auch eine

Auswirkung auf die Kreativität ist nicht auszuschließen. Köstler nennt es auch einen „Hintereingang zur Domäne der Kreativität" (Siegel, 2005, S. 30).Allerdings ist auch der Humor nicht ganz von Missverständnissen befreit. So kann es, gewollt oder ungewollt, auch vorkommen, dass er eher Unwohlsein oder Angstgefühle auslöst.

Die *physiologische Ebene* ist vor allem auf die Wirkung des Lachens bezogen. So kann Lachen im Herz-Kreislauf-System eine zirkulationsanregende Wirkung haben, oder eine verbesserte Sauerstoffsättigung über die Lunge bewirken. Andere physiologische Wirkungsstätten können u.a. Muskeln, Haut, Gehirn und Immunsystem sein.

Humor ist dennoch nicht bei jedem Menschen gleich, es gibt wohl so viele Definitionen von Humor wie es Menschen auf der Welt gibt, da er geprägt wird durch individuelle persönliche Erfahrungen und Werte und stark mit kulturellen und gesellschaftlichen Normen verbunden ist.

6. Humor und Salutogenese

Antonovskys Idee der Salutogenese lässt sich hier folgendermaßen nochmals zusammenfassen: „Der jeweilige Gesundheitszustand eines Patienten /einer Patientin, also sein/ihr Platz auf dem Gesundheits-Krankheits-Kontinuum, ergibt sich aus der dynamischen Interaktion zwischen … Belastungen und Ressourcen [einer Person], auf allen Ebenen des Seins." (Brieskorn-Zinke, 2000; zitiert aus: Siegel, 2005, S.36).

„Humor ist der Knopf, der verhindert, dass uns der Kragen platzt." Ringelnatz geht hier von einer positiven Form des Humors aus. Und auch Robinson schreibt ganz ähnlich „ Humor ist wie ein Sicherheitsventil das gerade genug Luft ablässt, um eine Explosion zu verhindern." (Robinson, 2002, S.58) Humor kann dazu beitragen, Ängste, Anspannung, Wut und Zorn abzubauen oder in eine Form zu bringen, die akzeptabel erscheint. Damit ist die Handhabbarkeit die Teilkomponente des Salutogenetischen Konzeptes, an der der Humor ansetzt. Positive Humorstile, die als sozial oder selbstaufwertend bezeichnet werden, führen zu mehr Elan, einem positiveren Umgang mit Fehlern und einem allgemein positiven Sozialverhalten. Robinson beschreibt dies folgendermaßen: „ Kranke und alte Menschen können über Humor, Witz und respektloses Infragestellen ihr lähmendes Ausgeliefertsein angesichts einer ihnen übermächtig, undurchschaubar und geradezu sakral inszenierten Medizintechnologie … überwinden und zu kreativer autonomer Erkenntnis der eigenen Situation und deren Handhabbarkeit gelangen" (Robinson, 2002, S. 14) In dieser Aussage schließt sie sowohl Verstehbarkeit wie auch Handhabbarkeit, zwei der drei Komponenten des Salutogenese-Konzeptes, ein. Daraus ist zu schließen dass positiver Humor in der Lage ist die Balance auf dem Gesundheits-Krankheits-Kontinuum in Richtung Gesundheit zu beeinflussen. Andersherum kann man schließen, dass negativer, aggressiver und selbstabwertender Humor, der zu unter anderem zu verbaler Aggression führen kann, die Balance eher in Richtung Krankheit beeinflusst. Die negativen Humorstile können unter anderem zu verstärktem Grübeln, Fehlerstress, Einsamkeit sogar bin hin zum Mobbing führen. Leider ist zu diesem Thema bisher wenig Literatur vorhanden. Die meisten Werke die sich mit Humor und Gesundheit beschäftigen betonen die positive Seite und damit auch die positiven Auswirkungen.

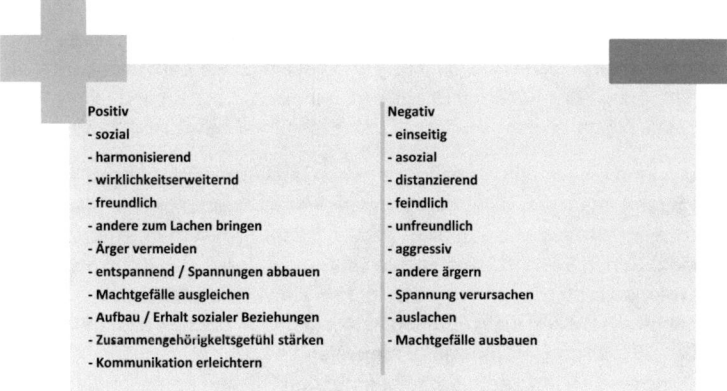

Positiv	Negativ
- sozial	- einseitig
- harmonisierend	- asozial
- wirklichkeitserweiternd	- distanzierend
- freundlich	- feindlich
- andere zum Lachen bringen	- unfreundlich
- Ärger vermeiden	- aggressiv
- entspannend / Spannungen abbauen	- andere ärgern
- Machtgefälle ausgleichen	- Spannung verursachen
- Aufbau / Erhalt sozialer Beziehungen	- auslachen
- Zusammengehörigkeitsgefühl stärken	- Machtgefälle ausbauen
- Kommunikation erleichtern	

Abbildung 2: positive und negative Auswirkungn von Humor (Quelle: eigene)

7. Humor und Pflege

Humor in Pflegeberufen, im Gesundheitswesen allgemein ist ein sehr aktuelles Thema. Die Wissenschaft beschäftigt sich seit einigen Jahren vermehrt dieser Problematik. Wie schon im letzten Kapitel erwähnt tut sie das jedoch zumeist aus der Sicht des positiven Humors.

In Krankenhäusern und Wohnheimen für alte und pflegebedürftige Menschenwirkt Humor auf den ersten Blick fehl am Platz, da man diese Einrichtungen in erster Linie mit Krankheit, Leid und Angst in Verbindung bringt. Auf den zweiten Blick jedoch ändert sich das Bild. Eine freundliche und entspannte Atmosphäre ist ein wichtiges Aushängeschild für solche Einrichtungen.

Wegbereiter des Humors in der Medizin war Patch Adams. Schon in den 1970er Jahren glaubte er als Medizinstudent an die heilende Kraft des Humors und versuchte damit Ängste und Sorgen bei Erkrankten abzubauen. Bei seinen Visiten hatte er stets eine rote Clownsnase dabei.

So wurde er zum Wegbereiter der Klinikclowns in Amerika und später auch in Europa. In den USA gründete er sogar ein eigenes Institut.

Humor im Pflegeberuf hat viele Facetten. Zum einen den Umgang mit Patienten / Bewohnern / Kunden und zum anderen die Kommunikation im Team.

Im Umgang mit alten und kranken Menschen sind es vor allem Zeitdruck, Stress, Krankheit und Tod die sich auf die Pflegekräfte negativ auswirken. Humor hat hier das Ziel eine freundliche Atmosphäre zu schaffen und belastende, angespannte Situationen zu lösen. Humor ist vor allem auch ein Kommunikationsmittel. So kann Humor genutzt werden um eine angespannte, angstvolle Situation zu lösen, zum Beispiel bei einer Neuaufnahme im Krankenhaus oder Pflegeheim. Der „neue" Patient / Bewohner kennt sich noch nicht aus und hat Angst vor dem was auf ihn zu kommt. Schon hier kann die Pflegekraft mit einem Lächeln und einem passenden Spruch sehr positiv auf den Patienten / Bewohner einwirken.

Im Umgang miteinander erleben wir jeden Tag Unzulänglichkeiten, Unmut und Stress. Auch hier kann man humorvoll intervenieren um mit manchen Tatsachen, die sich ohnehin nicht ändern lassen, besser umgehen zu können. Schon Florence Nightingale schrieb zu Zeiten des Krimkrieges an den Kriegsminister folgenden Satz, in dem sie auf die desaströsen Zustände in Hinblick auf Hygiene und Ausstattung aufmerksam machen wollte: „Es gibt so viel Ungeziefer hier. Wenn all die Käfer wollten, könnten sie die unendlich langen Bettenreihen auf den Rücken schnallen und in einer endlos langen Reihe direkt zu Ihnen ins Kriegsdepartement tragen." (Zimmer, 2012, S. 19). Daran kann man erkennen, auch wenn die Wissenschaft sich erst seit kurzem mit diesem Thema auseinandersetzt, ist dies jedoch nichts Neues.

8. Abschluss

Das Salutogenese-Konzept von Antonovsky gibt einen völlig neuen Blickwinkel auf das Gesundheits- und Krankheitsverständnis frei. Dadurch könnten im Gesundheitswesen, vor allem bei der Prävention, neue Wege entstehen. Leider wird dieser Blickwinkel bisher noch sehr wenig berücksichtigt. In der Politik zählen immer noch in erster Linie ökonomische Gesichtspunkte, weniger der Mensch in seinem Gesundheitsverhalten. In Hinblick auf das salutogenetische Konzept gibt es noch viele Forschungsfragen, zum Beispiel über den Zusammenhang von Kohärenzgefühl und Gesellschaft.

Allerdings hat das Konzept auch Nachteile. So gesteht Antonovsky selbst ein, dass er die psychologische Variable weitestgehend unberücksichtigt ließ. Er setzt vor beim Kohärenzgefühl vor allem auf die persönliche Variable und vernachlässigt dadurch die politische Umwelt. Weiterhin bemängeln kann man, dass eine empirische Überprüfung des Modells sehr schwierig ist. Daraus resultieren jedoch Weiterentwicklungsmodelle, zum Beispiel die ressourcenorientierte Weiterentwicklung im HEDE-Modell.

Zum Thema Humor bei Pflegekräften kann man zusammenfassen, dass es auf jeden Fall ein salutogenetischer Ansatz sein kann. So kann positiver Humor den Teamgeist beflügeln und dabei helfen, mit den ungünstigen Bedingungen in Hinsicht auf Krankheit, Tod der Pflegebedürftigen und der meist eher schlechten Arbeitsbedingungen (Zeitdruck, schlechte Ausstattung usw.) umzugehen. In diesem Sinne kann sich Humor positiv auf das Gesundheitsempfinden auswirken können. Dies hängt aber sehr stark vom Humorverständnis aller Beteiligten und einem sensiblen, kultursensiblen Umgang damit ab. Eine Kultur von negativem Humor im Team kann sich auch gegenteilig auswirken und zu weniger Arbeitszufriedenheit, vermehrtem Unmut und im schlimmsten Fall sogar zum Mobbing einzelner Personen führen.

Literaturverzeichnis

Franke, Alexa(2003). *Modelle von Gesundheit und Krankheit.* Bern. Huber-Verlag

Antonovsky, Aaron (1987). *Unraveling the Mystery of Health – How People Manage Stress and Stay Well.* San Francisco. Jossey-Bass Publishers (Deutsche Ausgabe: Franke, Alexa, Salutogenese. Zur Entmystifizierung der Gesundheit, 1997, dgvt-Verlag)

Gesundheitsberichterstattung des Bundes. Online unter: www.gbe-bund.de

Siegel, Siglinde Anne (2005). *Darf Pflege(n) Spaß machen?.* Hannover. Schlütersche Verlagsgesellschaft mbH & Co. KG

Peter L. Berger (1998). *Erlösendes Lachen. Das komische in der menschlichen Erfahrung.* Berlin. Walter de Gruyter GmbH

Robinson, Vera M. (2002). *Praxishandbuch Therapeutischer Humor: Grundlagen und Anwendungen für Gesundheits- und Pflegeberufe.* Göttingen. Verlag Hans Huber

Zimmer, Claudia M. (2012). *Lachen erlaubt! Humor in Gesundheitsberufen.* Berlin Heidelberg. Springer Verlag